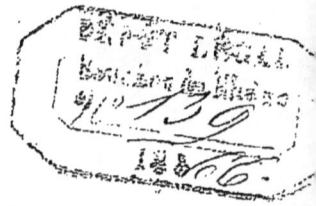

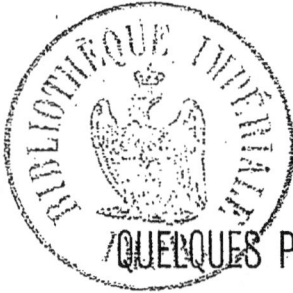

DEVANT

LA SOCIÉTÉ DE MÉDECINE DE MARSEILLE

DISCOURS

QUELQUES POINTS DE SYPHILOGRAPHIE

DEVANT

LA SOCIÉTÉ DE MÉDECINE DE MARSEILLE

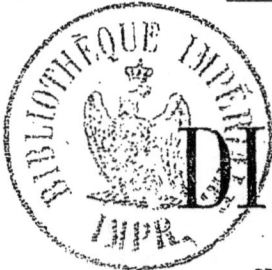

DISCOURS

PRONONCÉS A CETTE OCCASION

DANS LES SÉANCES DU 13 JANVIER ET 24 MARS 1866,

PAR

LE D' J. NITARD-RICORD,

Ex Chirurgien des Hôpitaux de Saint-Pétersbourg, Membre de la Société de Médecine de Marseille,

Chevalier de la Légion-d'Honneur, de l'ordre de Midjidié, etc.

MARSEILLE

IMPRIMERIE ET LITHOGRAPHIE SENÉS, RUE PARADIS, 30.

1866

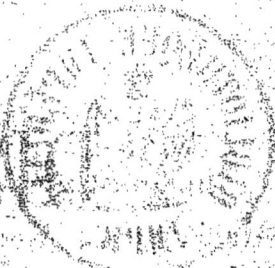

AVANT-PROPOS.

———

Quelques uns de mes collègues, à la Société de Médecine de Marseille, m'ayant fait le reproche d'avoir donné aux deux discours que j'ai eu l'honneur de prononcer dans les séances des 13 janvier et 24 mars 1866, une forme violente et peu parlementaire, je n'ai pas cru pouvoir mieux faire que de les livrer *in extenso* à l'impartiale appréciation de mes confrères.

Marseille, 25 mai 1866.

J. NITARD-RICORD.

DISCOURS

PRONONCÉ

A LA SOCIÉTÉ DE MÉDECINE DE MARSEILLE

PAR

LE DOCTEUR J. NITARD-RICORD

Dans la Séance du 13 Janvier 1866.

EN RÉPONSE

A UN RAPPORT DE M. LE DOCTEUR PIRONDI,

SUR L'OUVRAGE DE MM. LÉON GROS & E. LANCEREAUX

AYANT POUR TITRE

DES AFFECTIONS NERVEUSES SYPHILITIQUES

MESSIEURS,

Avant d'entrer dans la discussion pour laquelle j'ai demandé la parole, je tiens à m'expliquer sur le mot qui, à la fin de la dernière séance, m'a valu une observation de la part de M. le Président, et qui je le vois a été mal interprété et par lui et par quelques autres de mes collègues. En disant que l'honorable signataire du rapport dont un passage m'a justement froissé avait manqué de courage, j'ai entendu parler du courage de son opinion, et employé dans ce sens, ce mot ne pouvait et ne devait être retiré par moi. En effet, Messieurs, chercher à atténuer l'effet de ses paroles, en disant que l'on en a pas compris le sens, quand il est si clair pour tout le monde, ne pas citer le nom illustre auquel on fait incontestablement allusion, ne me paraîtra jamais être une preuve que l'on possède à fond ce que l'on a l'habitude d'appeler le courage de son opinion. Aussi, est-ce avec juste raison que j'ai dû m'étonner de l'observation qui m'a été faite, car dans le sens que je viens de vous indiquer, cette expression de manquer de courage, contient-elle, je vous le demande, quelque chose d'extra-parlementaire? Je ne le pense pas, je ne l'ai pas pensé, car sans cela ces mots ne seraient jamais sorti de ma bouche. Ceci dit, Messieurs, j'entre dans mon sujet.

Je commencerai par vous dire que c'est avec un très vif intérêt que j'ai écouté le rapport de notre honorable confrère, M. le docteur Pirondi, bien que quelques paroles échangées avec mon ami le docteur Gouzian aient paru lui faire croire le contraire, et l'aient mis, en l'obligeant de suspendre un instant son intéressante lecture, dans la nécessité de différer d'autant son attaque contre l'illustre maître dont je porte le nom.

Avant de répondre à cette attaque, laissez-moi vous dire que je m'associe pleinement à l'appréciation qu'a faite M. le Rapporteur de la brochure de M. Léon

Gros relative aux bons effets du nitrate d'argent dans les diverses applications rappelées par l'auteur. Chacun de nous, Messieurs, a pu constater depuis longtemps les éminents services rendus par cet agent, dont chaque chirurgien peut dire avec autant de raison et en l'appliquant à la chirurgie, ce que Sydenham disait du laudanum « *qu'on retire ce médicament de la thérapeutique, et je renonce à la médecine.* » Quant au succès de ce sel dans les cas de catarrhe vésical et constaté par l'auteur, je puis le confirmer pour ma part, de *visu et experimento*, car déjà, à l'époque de mes études médicales, j'ai bien souvent vu mon maître user de ce moyen avec succès et plus tard moi-même j'ai eu maintes fois l'occasion de l'employer, presque toujours avec bonheur.

Je partage également les regrets exprimés par l'honorable Rapporteur sur l'oubli dont a fait preuve M. L. Gros des travaux de Serre, de Montpellier, et c'est avec justice qu'il l'a signalé à notre attention ; mais, il en est un autre, si toutefois il existe dans la brochure, que j'ai le regret de n'avoir pas lue, qui n'a pas été relevé par notre confrère et que je vous demande la permission de consigner ici, ne fût-ce que pour mémoire.

Je veux parler de l'application du nitrate d'argent dans les cas d'ophthalmie blennorrhagique par contagion, faite pour la première fois, si je ne me trompe, par M. Ricord, il y a près de 30 ans, mais que tout

au moins, depuis cette époque, cet habile chirurgien a le
plus préconisée et surtout le plus mis en pratique, et
qu'il était bien, je crois, de signaler comme une des plus
utiles applications de ce puissant modificateur. Tout
le monde, en effet, ne pourra s'empêcher de reconnaître l'importance de cette application : pour
ma part, je la mets au dessus de toutes les autres ,
car vous n'ignorez pas quelle est la marche rapide
et quelle est la fatale terminaison de ce genre
d'ophthalmie, si le chirurgien n'intervient pas éner-
giquement et de suite, avec le nitrate d'argent, seul
agent capable de conjurer les funestes effets d'un
mal dont M. Ricord nous disait, dans ses savantes
leçons, n'avoir jamais vu un seul cas de guérison
dans le service de son illustre maître Dupuytren.

J'aborde maintenant , Messieurs , les lignes du
rapport de M. Pirondi, qui sont comme une préface
à la juste apologie de l'ouvrage de Messieurs Gros
et Lancereaux, ouvrage que M. Ricord , je tiens à
vous le faire remarquer de suite , accepte tout
entier comme *orthodoxe*, qui a eu pour base les doctrines de l'hôpital du Midi, et auquel, en sa qualité
de membre de la Commission, M. Ricord n'a pas peu
contribué à faire décerner un prix si justement mé-
rité. Aussi ne sera-t-il pas médiocrement surpris celui
qui appelle M. Ricord son maître et son ami , qui,
dans l'historique qui précède son travail, cite ce
nom, *cette autorité comme une de celles sur laquelle*

il s'appuyera souvent pour étayer sa propre ma-
nière de voir, pour prouver que les conclusions qu'il
pense devoir tirer de l'observation des faits ne man-
quent pas de base solide, ne seront-ils pas, dis-je,
médiocrement surpris, les auteurs de l'ouvrage en
question, quand ils apprendront que leur livre, qui
n'est d'un bout à l'autre qu'un hommage rendu aux
travaux de M. Ricord, est devenu le prétexte de ces
lignes qui vous ont été lues dans la dernière séance,
et que je vous demande la permission de vous relire,
afin qu'il n'y ait aucun malentendu, qu'il reste bien
acquis que c'est de M. Ricord qu'on a voulu parler,
que c'est lui que l'on attaque, car quel autre que lui,
a autant tenu à la recherche de ces portes d'entrées,
parmi lesquelles j'en suis sûr, M. le Rapporteur, ne
serait pas fâché d'en trouver une de sortie. Voici ces
lignes :

« Je tiens, Messieurs, à vous le dire de suite et sans
hésitation, la lecture de cet ouvrage m'a procuré
une satisfaction égale à celle éprouvée, il y a quelques
années, par la lecture du livre de M. Ivaren, sur les
Métamorphoses de la Syphilis, *l'un et l'autre tendent*
à ramener les esprits si longtemps égarés à une appré-
ciation plus juste et plus conforme à la saine observa-
tion des évolutions de la syphilis, le prothée ne pose
plus de profil, on l'étudie ici, en face et sous toutes ses
faces, on ne perd plus le meilleur de son temps à
chercher les traces de la porte par où l'ennemi a pu

pénétrer dans la place, les recherches les plus positi-
ves tendent à constater d'abord s'il y est , on enseigne
ensuite comment on peut l'en chasser. »

Est-ce assez clair, Messieurs, je vous le demande?
et suffit-il de dire que j'ai mal interprété le sens de
ces paroles pour les empêcher de signifier ce qu'elles
signifient réellement , c'est-à-dire. M. Ricord a bien
longtemps égaré les esprits, il n'a pas sainement
observé les évolutions de la syphilis , il n'étudiait
que de profil le terrible prothée, sa face ou plutôt ses
faces effrayaient cet athlète scientifique, et il a perdu
le meilleur de son temps à chercher les traces de la
porte par où se glissait un ennemi dans la place, où
il ne savait pas le chercher, d'où il ne savait pas le
chasser. »

En vérité , Messieurs, ne croit-on pas rêver en
entendant pareilles énormités? ne faut-il pas être pos-
sédé de ce même esprit qui inspirait M. De Paul à
l'Académie, pour venir, quand rien ne vous y oblige,
nous débiter contre M. Ricord des paroles qu'on a
de la peine à comprendre, quand on songe combien
elles sont en désaccord avec l'éloge d'un livre dont on
n'a pas même su reconnaître l'esprit.

Vous comprenez, Messieurs, que je ne chercherai
pas à réfuter tout ce que contient cette préface, il est
de ces opinions contre lesquelles on ne saurait
amonceler des preuves sans amoindrir la valeur de
ceux à qui on les oppose, surtout quand ces opinions

sont le résultat d'une fausse interprétation d'un livre dont on avait à vous rendre compte.

Je ne puis, cependant, m'empêcher de dire à l'honorable Rapporteur, qui paraît complètement l'ignorer, qu'en matière de diagnostic. nous ne procédons pas différemment qu'en suivant la même voie que celle suivie par Messieurs L. Gros et Lancereaux , voie qui fait à juste titre l'admiration de notre confrère, et dans laquelle ne se sont engagés les auteurs des affections nerveuses syphilitiques, qu'à la suite de M. Ricord, leur maître.

Quand à ces données générales, dont M. Pirondi nous dit avoir eu dernièrement l'occasion de contrôler l'exactitude du tableau, je lui dirai, puisqu'il ne le sait pas non plus, que pendant 30 ans, M. Ricord les a indiquées à ses nombreux élèves , qui, chaque année, venaient s'asseoir sous les tilleuls à jamais célèbres de l'hôpital du Midi pour écouter la parole du maître et applaudir à ces savantes leçons, qui ont servi de base à un ouvrage où M. Pirondi, par un effet d'optique étrange, a vu la condamnation des préceptes de M. Ricord, et les éléments d'une attaque aussi injuste que ridicule. Quand à nous, c'est tous les jours qu'il nous arrive de constater l'utilité de ces données générales, bases de tout diagnostic. Ne vous en ai-je pas fourni moi-même une preuve dans l'observation que j'ai eu l'honneur de vous lire il y a plus d'une année ?

Certes, ce n'était pas un cas facile celui qui depuis si longtemps mettait en défaut la sagacité des médecins italiens, le savoir d'un professeur distingué de Montpellier et celui, si je ne me trompe, d'un de nos savants confrères de Marseille, qui avait vu, je crois, une ou deux fois le malade. Si dans un cas, qui entre tout entier dans le cadre que se sont tracé dans leur ouvrage MM. Gros et Lancereaux, j'ai pu arriver sans hésitation aucune à un diagnostic aussi précis, c'est grâce à ces conseils, puisés aux sources mêmes de la science, auxquelles je me fais un devoir de les faire remonter, c'est-à-dire à M. Ricord, et qui ont servi de guide aux deux auteurs que je viens de nommer. Quant au traitement, si j'en excepte ceux qui, comme M Pirondi, attendent du temps l'effet de l'accumulation des petites doses mercurielles, et ne croient pas perdre le leur et surtout ne pas faire perdre le sien à leur malade, comme dans le cas dont j'ai eu l'honneur de vous entretenir dans une de nos dernières séances, il n'est personne, je crois, qui se refuse à reconnaître tout ce qu'a fait M. Ricord pour la thérapeutique des maladies syphilitiques, et qui, au besoin, ne se fasse un devoir de faire suivre à leur malade le traitement qu'il a institué, et qui n'est autre que celui dont M. le Rapporteur vous a fait un tableau si exact ; mais auquel cependant il manque quelque chose, l'originalité !

En effet, Messieurs, qui ne sait que c'est à M.

Ricord que la thérapeutique doit d'avoir conservé dans son arsenal cet admirable médicament, l'*iodure de potassium*. N'est-ce pas, en effet, en indiquant exactement les cas où il est tout puissant et les doses élevées auxquelles on doit l'administrer; que M. Ricord a pu le préserver d'un naufrage où il n'eût pas manqué de périr si l'on avait continué à l'administrer pour toute espèce de maux et à ces périodes de la syphilis où l'on ne pouvait constater que sa trop réelle inefficacité ?

Mais, pour bien apprécier l'importance des travaux de M. Ricord, il faut se reporter à cette époque où, nommé depuis peu chirurgien des hôpitaux par concours, l'illustre académicien mettait le pied sur cette scène qu'il n'avait pas choisie, et que le hasard des mutations, disons mieux, la Providence avait réservée à son génie pour le bien de l'humanité.

Quelques lignes que j'emprunte à M. Ricord lui-même, et contenues dans ses lettres sur la syphilis, suffiront pour vous rappeler ce qu'était la science à cette époque, les voici :

«Les travaux des anciens et des modernes n'avaient pu préserver cette partie de notre science de la révolution générale imprimée à la médecine par la doctrine physiologique. L'école de Broussais, en faisant table rase du passé, avait tout remis en question. Y avait-il un virus syphilitique ? la vérole existait-elle ? Vous savez comment le physiologisme

avait résolu ces questions. La confusion la plus extrême régnait dans la science et se traduisait dans les
publications du temps ; le doute était partout, la certitude nulle part, partout le doute avait remplacé la
croyance, on doutait de la cause de la syphilis, on
doutait de ses effets, on doutait, par conséquent, de
sa thérapeutique.

« Tel était donc l'état des esprits et de la science,
lorsque j'entrais à l'hôpital du Midi : il y avait à re-
constituer un édifice détruit, pour quelques personnes;
il y avait au moins à le consolider, pour quelques
autres. »

Eh ! bien, Messieurs, peut-on comparer le tableau
que fait M. Ricord de l'état de la science à cette époque, à celui que l'on pourrait en faire aujourd'hui, et
peut-on considérer comme perdu pour elle le meilleur
temps de la vie de l'ex-chirurgien du Midi ?

Pour moi, Messieurs, je ne le pense pas, et je
n'hésite pas à repousser une attaque que M. Ricord
eût sans doute regardé comme indigne de sa colère ;
mais à laquelle, mon respect pour notre Société me
fait un devoir de répondre, ne voulant pas témoigner
par mon silence le plus léger dédain pour le travail
d'un de ses membres.

Je dirai donc à M. le Rapporteur, non ce n'est
pas un temps perdu celui consacré à ruiner l'école
physiologique de Broussais, à qui, je ne sais pourquoi, vous vous plaisez à comparer M. Ricord, à moins

que, dans l'admiration que vous prétendez avoir pour lui, vous n'ayez voulu dire que, comme l'illustre professeur du Val-de-Grâce, il était destiné à survivre à sa doctrine, cas dans lequel je vous dirai, pour me servir des expressions de M. A. Latour, que ce serait « bien moins un fait qu'un désir, une espérance plus qu'une réalité. » Non, ce n'est pas un temps perdu celui consacré à la recherche de la source de la cause de la syphilis, de l'application du spéculum, qui est venu porter la lumière dans les obscurités profondes qui enveloppaient le diagnostic des maladies syphilitiques, et permettre de constater avec précision l'état des tissus qui fournissent les sécrétions ; non, ce n'est pas un temps perdu celui consacré à établir la non-identité du chancre et de la blennorrhagie, et ses conséquences logiques ; démontrer la différence fondamentale qui existe entre le chancre mou et le chancre induré, entre les bubons correspondant à ces deux espèces d'accidents ; le plus souvent uniques, et suppurant presque toujours avec les premiers, multiples et habituellement indolents avec le second, et n'arrivant jamais à la suppuration. importance capitale, car elle permet de porter un diagnostic presque certain dans le moment même de l'accident, vous guide à en porter un à distance, et, permet le plus souvent d'établir un traitement qui variera suivant que l'on a affaire à l'un ou l'autre de ces accidents.

Non, ce n'est pas un temps perdu celui **consacré**

à l'étude de l'évolution syphilitique au moyen de très saines observations, n'en déplaise à M. Pirondi, tellement saines qu'elles ont permis à M. Ricord d'en déduire plusieurs lois, suivant lesquelles se meut la constitution syphilitique, et parmi lesquelles j'en note trois dont l'importance n'échappera à personne : la première qui, malgré le cas unique et extraordinaire signalé par M. Pirondi, n'a jamais eu à se confirmer par une seule exception, veut, vous le savez, que la manifestation des accidents secondaires ait toujours lieu dans les six premiers mois qui suivent l'accident primitif; quant à la seconde, elle n'admet d'exception que dans le cas où un traitement spécifique est intervenu, et veut que l'ordre le plus parfait règne dans l'évolution de la syphilis, pour constituer cette filiation des symptômes qui a permis de les diviser en accidents secondaires, de transition et tertiaires, et, enfin, la grande loi de l'unicité de la diathèse, qui ramène la syphilis à celle qui régit la variole, la vaccine, la rougeole, cette loi qui veut que les diathèses ne se doublent pas et ne puissent se reproduire que lorsqu'elles ont été détruites, qui fait que l'on ne peut plus employer ce vieux dicton, « entasser vérole sur vérole, » comme je l'ai démontré dans ma thèse inaugurale.

C'est ici, je crois, le cas de parler de ces fameux chancres, qu'on décore aujourd'hui du nom de chancres mixtes, et qui ne sont autre chose que des chancres mous entés sur une base indurée, c'est-à-dire chancres à base d'emprunt, dont j'ai parlé aussi dans ma thèse, et qui, depuis plus de 30 ans, ont été signalés à la clinique de l'hôpital du Midi.

Enfin, ce n'est pas, je crois, avoir perdu le meilleur de son temps que de l'avoir consacré à la recherche des portes d'entrée de la vérole, du moins est-ce ainsi que pensait l'Académie des sciences, quand elle décernait un prix à l'auteur du *Traité des inoculations*.

J'aurais compris à la rigueur, Messieurs, de la part de l'honorable Rapporteur, un reproche tout contraire à celui qu'il a fait à M. Ricord ; ainsi, il eût été plus d'accord avec lui-même s'il avait dit que le chirurgien du Midi n'avait pas consacré assez de temps à la recherche de ces fameuses portes d'entrée, car peut-être aurait-il trouvé celle par où se sont précipités ses ennemis scientifiques, qu'il a tenus 30 ans impuissants devant elle ; mais cela ne se pouvait pas, car M. Ricord, esclave de ses principes, ne pouvait s'adresser à une expérimentation qu'il avait tout d'abord regardé comme immorale et comme en dehors du pouvoir du médecin, à cette expérimentation, qui consiste à porter du pus syphilitique d'un individu malade à un individu sain, la seule à laquelle sa doctrine ait dû d'avoir vu une erreur parfaitement légitime faire place à une vérité qui, pour n'être pas toujours éclatante, n'en a pas moins été acceptée par M. Ricord, avec cette loyauté qui est le propre de son caractère, et aurait pu servir d'exemple à bien d'autres. Je viens de vous dire que cette vérité n'est pas toujours très éclatante, c'est surtout quand il s'agit d'inoculation par les procédés de la nature que j'ai certainement raison. Permettez-moi de vous en donner un exemple. Je donne en ce moment des soins à une jeune dame mariée depuis 4 mois environ, et qui depuis 3 mois est en pleine vérole constitutionnelle et chez laquelle il m'a été impossible de trouver les traces de la porte d'entrée, ce qui n'eût rien gâté, je prie M. le Rapporteur de le croire ; mais ce qui ne m'a pas empêché de constater la présence de l'ennemi dans la place, et ne m'empêchera pas, j'espère, de parvenir à l'en chasser. —Entr'autres accidents secondaires, cette dame porte des plaques muqueuses des grandes et petites lèvres, lesquelles plaques, malgré des rapports presque quotidiens entre les deux époux, n'ont occasionné au mari, qui m'a affirmé n'avoir jamais été malade, aucune espèce d'accident. Il va sans dire que depuis j'ai défendu toute sorte de rapprochement.

Quant aux causes d'erreur que M. Ricord signalait chaque jour à la foule d'élèves qui encombraient ses salles, elles n'ont pas disparu avec l'apparition de la vérité. Il m'a été donné de voir M. Ricord, la dernière année qu'il a passée à l'hôpital du Midi, nous montrer un cas type, un de ces chancres indurés transformés *in situ* en accident secondaire, et dont on avait pu suivre les progrès de la métamorphose.

De tels faits, Messieurs, ne devaient-ils pas entraî-
ner les convictions d'un homme qui, *en toute chose de
cette nature*, n'en déplaise encore à M. Pirondi, *y re-
gardait d'aussi près que qui que ce soit* ; mais seulement avec des verres que la morale ne condamnait
pas ; mais de ce que les accidents secondaires sont
inoculables, de ce que M. Ricord les a acceptés
comme tels, s'en suit-il que sa doctrine, comme l'a
écrit M. Pirondi dans son Opuscule sur les Inoculations vaccino-syphilitiques, puisse être confondue
avec *toutes celles qui l'ont précédée*, et que l'on puisse
dire d'elle ce qu'il se plait si injustement à dire,
*qu'elle a pu faire un peu de bien à côté de beaucoup de
mal*, s'en suit-il, qu'elle ait égaré les esprits ? Non,
mille fois non, car si M. Ricord ne croyait pas à la
contagion des accidents secondaires, il ne conseillait
pas moins d'agir comme s'il y croyait, il prêchait
l'abstention du coït, toutes les fois qu'il existait un
accident quelconque chez l'un des deux individus,
j'en appelle à ceux qui ont assisté à ses brillantes
leçons et dont la mémoire a conservé ce qu'elles
avaient d'utile et pour eux et pour l'humanité.

En quoi donc cette doctrine aurait-elle pu égarer
les esprits et devenir le texte d'un réquisitoire dont
nous ne voyons ici qu'un bien pâle reflet. Ah ! ce
sont, n'est-ce pas, les quelques cas de syphilis sur-
venus à la suite de la vaccination qui font que vous
avez voulu dénoncer M. Ricord et sa doctrine comme

la cause de ces maux, et vous font dire qu'il a égaré
les esprits! Injuste et insidieuse accusation! Car,
vous le savez bien, jamais M. Ricord, qui défendait
les rapports sexuels dans les cas d'accidents secondaires chez l'un des deux individus, n'aurait inoculé
le vaccin d'un enfant reconnu syphilitique à un enfant
bien portant, jamais il n'a conseillé de passer outre
dans de semblables conditions, et si des accidents pareils ont eu lieu, c'est que l'état de maladie de l'enfant
vaccinifère avait passé inaperçu du médecin, et en
cela qu'y peuvent M. Ricord et sa doctrine? En effet,
que le médecin croie ou ne croie pas à l'inoculation
des accidents secondaires, du moment que vous
croyez à la transmission de la syphilis par le sang,
il est clair que ce médecin, s'il prend du vaccin chez
un enfant infecté et chez lequel la manifestation ne
s'est pas encore faite, pourra, sans s'en douter,
transmettre la syphilis à l'enfant qu'il est chargé de
vacciner; mais, par contre, si le médecin reconnaît
que l'enfant vaccinifère est atteint de syphilis constitutionnelle, si les accidents secondaires sont patents,
crût-il encore plus à leur non inoculation, si ce ne
sont les conseils de M. Ricord, ce seront ceux de la
prudence qui l'empêcheront de faire usage d'un vaccin
que M. Ricord eût rejeté lui-même sans hésitation
aucune.

La preuve que la doctrine de M. Ricord n'est
pour rien dans tous ces faits, qu'elle n'a pu, par con-

séquent, égarer les esprits, c'est que l'on n'a jamais tant entendu parler de ces cas de contagion par le vaccin que depuis que M. Ricord a reconnu publiquement comme possibles les inoculations d'accidents secondaires, c'est que depuis que tout le monde est prévenu de l'existence des faits de cette nature, on voit encore des cas semblables se produire, qu'il s'en est produit même depuis le jour où, à l'Académie de Médecine de Paris, M. Depaul, sous une forme plus ou moins déguisée, demandait à ses collègues de dénoncer à l'administration un des hommes les plus considérables de notre époque. Vous savez comment a agi l'Académie dans cette circonstance et comment elle a considéré cet acte que M. Pirondi n'a pas craint d'appeler un acte de courage.

Mais, si, comme ledit M. Depaul et après lui M. Pirondi, la doctrine de l'hôpital du Midi est la cause de cette *complication* syphilo-vaccinale, pourquoi ceux qui croyaient à l'inoculation des accidents secondaires ont-ils agi comme ceux qui n'y croyaient pas ? Pourquoi encore aujourd'hui M. Depaul, directeur-adjoint du service de la vaccine à l'Académie, continue-t-il à suivre les mêmes errements, à ce point que dernièrement M. Millard lisait à la Société médicale des hôpitaux une observation de syphilis produite par la vaccine de l'Académie de Médecine, et que tous les points que l'on a mis devant le nom de M. Ricord, dans l'*Union médicale de la Provence*, ne

parviendront pas à mettre sur son dos ni sur celui de
sa doctrine ? Comment M. Depaul, ajouterai-je, n'a-
t-il pas trouvé un moyen sûr de préserver la Société
d'un danger qu'il connaissait depuis longtemps et
qu'il est coupable, avec tous ceux qui pensent comme
lui, de n'avoir pas signalé plus tôt aux Sociétés savantes.

Si donc, Messieurs, l'inoculation des accidents
secondaires étant admise aujourd'hui, les cas de
syphilis par la vaccine continuent à se produire aussi
rares, ou aussi nombreux, comme on voudra, et,
comme c'est le cas, entre les mains mêmes de ceux
qui sont le plus tenus d'être sur leurs gardes, n'est-on
pas autorisé à dire que c'est là un verdict de non cul-
pabilité rendu par les faits eux-mêmes en vertu d'une
doctrine dont vous n'avez pas le droit de dire qu'elle
a égaré les esprits.

Je m'arrête, Messieurs, ne voulant pas abuser
plus longtemps de vos précieux moments ; je crois
avoir victorieusement, et suivant toutes les lois de la
courtoisie, repoussé une attaque qui m'a étonné plus
encore par son manque d'à-propos que par l'assu-
rance avec laquelle elle a été faite. Sans doute, les
opinions sont libres, la doctrine ne s'étonne d'aucune
attaque, son chef illustre a eu (Dieu merci) en face
de lui de plus rudes adversaires ; mais il n'en a
jamais eu, disons-le, qui aient montré plus d'inoportunité
et fait preuve de moins de logique, que celui à qui

je réponds aujourd'hui; vous serez de mon avis, Messieurs, si vous vous rappelez la contradiction qui existe entre l'éloge d'un livre qui ressort tout entier de la doctrine de M. Ricord et la critique inconsidérée de cette même doctrine. En effet, ne blâme-t-on pas ici ce que l'on vient d'admirer là ? ne fait-on pas un tableau saisissant de la manière dont on procède pour arriver à un diagnostic rationnel sans vous dire que ce tableau n'est qu'une copie dont on feint d'ignorer ou dont on ignore réellement de qui est l'original. Ne va-t-on pas même jusqu'à refuser à M. Ricord ce don du diagnostic qui chez l'illustre chirurgien est presque une chose d'instinct, ne vous retrace-t-on pas avec complaisance le traitement tout entier des accidents tertiaires, sans avoir l'air de se douter qu'il a été institué depuis bientôt 30 ans par mon illustre maître, ne lui refuse-t-on pas même de savoir *chasser l'ennemi de la place*, en d'autres termes de guérir un malade ?

Que si d'aucuns trouvent que j'exagère, que ces ridicules accusations ne se trouvent pas dans le rapport de M. Pirondi, qu'ils se rappellent ces lignes où elles sont inscrites en lettres majuscules, et que j'ai eu l'honneur de vous relire tantôt; que s'ils trouvent qu'elles ne sont pas empreintes de ce manque de logique qui leur donne un faux air de partialité, pour ne pas dire autre chose, qu'ils parcourent un instant ce livre dont M. le Rapporteur ne fera jamais plus d'éloge que je n'en ferais moi-même; qu'ils me disent, quand ils auront vu à chaque page le nom de M. Ricord, auquel est accolé avec un certain orgueil ce titre si ambitionné de maître, quand ils auront lu ces pages entières extraites, soit de ses leçons orales, soit de ses divers ouvrages, et aussi les observations capitales qui, avec celles d'autres auteurs, ont servi de base solide, comme le disent MM. Gros et Lancereaux, aux conclusions qu'ils ont tirées de l'observation des faits, qu'ils me disent en bonne conscience, répéterai-je, ce que moi, le neveu et l'élève de l'illustre chirurgien, je suis en droit de penser d'une pareille attaque ?

Je termine, Messieurs, en disant à M. Pirondi : non, M. Ricord n'a pas perdu le meilleur de son temps; non, les esprits n'ont pas besoin d'être ramenés, n'ayant jamais été égarés par ce flambeau qui brille encore aujourd'hui de tout son éclat, l'édifice scientifique, élevé par le génie de l'homme honnête et consciencieux dont j'ai l'insigne honneur de porter le nom, et auquel on n'a fait jusqu'ici que changer une pierre, est encore debout et solide sur sa base et n'est pas prêt à crouler sous les efforts réitérés et impuissants de vos attaques inoportunes et sans logique.

OBSERVATION DE BLENNORRHAGIE

(PRÉTENDUE) SANS CHANCRE

AYANT DONNÉ LIEU A UNE SYPHILIS CONSTITUTIONNELLE

ET AYANT FAIS LE SUJET DU RAPPORT DU DOCTEUR MÉNÉCIER
A LA SOCIÉTÉ DE MÉDECINE DE MARSEILLE.

PAR

M. Le Docteur CH. ISNARD

M. X**, enseigne de vaisseau, âgé de 23 ans, d'une forte constitution, resté célibataire et sans enfants, est atteint le 25 avril 1850 d'une blennorrhagie urétrale, deux jours après un coït impur. Il n'a jamais eu d'autres accidents primitifs de vérole, jamais de chancre. En septembre 1849, il fut opéré d'un phymosis naturel, le procédé adopté fut l'incision préputiale supérieure avec section des deux angles latéraux, laissant un lambeau inférieur qui était encore ædematié huit mois après.

La blennorrhagie se présente d'abord avec des caractères aigus modérés, la douleur et l'inflammation sont peu intenses, l'écoulement est, au contraire, abondant. Un examen attentif ne révèle aucune altération étrangère à l'uretrite, pas d'ulcération du gland, ni au prépuce, ni au méat, ni à la peau; pas d'induration dans le trajet du canal : traitement : capsules de Mothes. Au bout de douze jours, l'écoulement a beaucoup diminué, mais des douleurs gastralgiques, des coliques et une abondante diarrhée me forcent d'interrompre le copahu. Le médicament est repris quelques jours après, il renouvelle les mêmes accidents d'intolérance et je l'abandonne définitivement pour des injections faibles de nitrate d'argent. L'urétrite datait alors d'un mois, elle avait perdu toute accuité et ne se manifestait que par un écoulement purulent et très réduit.

Les premières injections déterminant une légère recrudescence, elles réveillent un peu de douleur et donnent au pus plus d'écoulement. En ce moment, une longue et imprudente course faite à pied, par le malade, aggrave tout d'un coup les symptômes phlegmosiques, exaspère les souffrances et provoque de fréquentes érections *du canal*, l'inflammation s'étend au gland et au prépuce déjà œdematié, augmente considérablement leur volume et fait naître un travail ulcératif qui en peu de jours envahit et détruit tout le frein. Ce dernier phénomène est le résultat évident de la distension excessive du frein à la suite du gonflement du prépuce et du gland; d'ailleurs l'ulcération *nouvelle* n'a aucun caractère de chancre : elle en diffère par son aspect par l'absence d'induration, par les résultats négatifs de l'inoculation et par la prompte guérison, survenue spontanément avec la guérison même de la phlogose qui l'a produite.

Je viens de parler d'inoculation : dans le cours de cette maladie, je dois le dire, ma vigilance avait été constamment excitée par les appréhensions de M. X. Malgré mes assurances il redoutait de voir sa blennorrhagie devenir le point de départ d'une véritable syphilis constitutionnelle; ses craintes augmentèrent à la vue de l'ulcération du frein, *je m'empresse alors d'inoculer* avec une lancette, à la région antérieure des deux avant-bras, le pus recueilli sur la plaie dont la surface était sans cesse baignée par le muco-pus urétral. Cette petite opération, pratiquée avec tout le soin possible, resta sans résultat. A cette époque j'étais le partisan déclaré des idées de M. Ricord, relativement à la non virulence de la blennorrhagie. Fort d'avoir appuyé mon diagnostic sur toutes les certitudes que la science semblait me fournir, je crus ma sécurité désormais inébranlable, je la fis aisément passer dans l'esprit de mon malade, on va voir qu'elle en fut la durée.

Cependant l'uretrite, soumise à un traitement approprié, reprend sa marche rétrograde et disparaît totalement vers la fin du mois de juin.

L'écoulement était supprimé depuis dix jours seulement, lorsque M. X. aperçoit quelques boutons sur la face palmaire des doigts; d'abord il n'y fait pas grande attention, mais bientôt ils se multiplient et couvrent les mains, les pieds et diverses autres régions du corps; dès lors, plus de doute, *leur saillie,*

leur dureté, leur indolence, leur couleur rouge foncée,
leur marche lente, leur desquamation, leur physio-
nomie caractéristique, tout démontre leur véritable
nature. Il est impossible de méconnaître dans l'érup-
tion une syphilide papuleuse à laquelle ne tardent pas
de se joindre, pour *rectifier* surabondamment mon
diagnostic, des rougeurs où des ulcérations non moins
significatives à la voûte du palais, à l'isthme du go-
siers et au pharynx.

Le mercure et l'iode dissipent lentement, complètement un accident, mais ce n'est là qu'une trève et
pour me ramener au sentiment profond de la vérité,
les preuves devaient encore s'accumuler dans cette
unique observation, aucun trait ne devait manquer au
tableau. En effet, cinq ans après, M. X. est pris de
périostose aux deux bras et de douleurs ostéocopes
habituellement nocturnes et souvent d'une violence
intolérable, en même temps une susceptibilité extrême
des muqueuses entretient, pour ainsi dire, en perma-
nence des angines fort incommodes et des bronchites
accompagnées de toux, etc., etc., etc.

DISCOURS

Prononcé dans la Séance du 24 mars 1866,

EN RÉPONSE

AU RAPPORT DE M. LE DOCTEUR MÉNÉCIER

ET A L'OBSERVATION DE M. LE DOCTEUR CH. ISNARD

PAR

LE DOCTEUR J. NITARD-RICORD

MESSIEURS,

Je m'étais bien promis de ne pas prendre la parole dans la discussion qui s'ouvre aujourd'hui sur le rapport de notre jeune confrère, M. le Docteur Ménécier, et cela pour plusieurs raisons.

La première, c'est que les observations qu'on vient d'exhumer pour les besoins d'une cause à jamais perdue devant l'opinion générale des médecins, ont été déjà commentées et réduites à néant, il y a bien longtemps de cela, par M. Ricord, mon maître, avec un talent d'argumentation auquel je ne saurais atteindre, et qu'il me paraissait complètement inutile de faire revivre une discussion qui ne devait être alimentée, malgré le dire du jeune Rapporteur, par aucun fait nouveau, digne d'occuper l'attention de notre société.

En effet, Messieurs, il ne s'agit plus de faire passer dans l'esprit de la masse une opinion qu'elle a depuis longtemps adoptée; mais bien de discuter pour l'agrément de quelques confrères que M. le Rapporteur classe parmi les progressistes et que je range, moi, parmi les retardataires, dont je respecte la manière de voir, que je n'ai pas mission de convertir et dont l'adhésion à la doctrine généralement adoptée aujourd'hui ne saurait plus être pour elle de quelque utilité.

Une autre raison, militait aussi en faveur de mon silence, c'est la pénible expérience, que je venais de faire, de ce que peut une autorité présidentielle, et le peu d'envie que j'avais de me voir une seconde fois refuser la parole, s'il me prenait fantaisie de la redemander.

Ces motifs et quelques autres encore m'avaient donc engagé à ne prendre aucune part à vos débats; je n'avais plus, comme dans nos dernières séances, une attaque presque personnelle à repousser, il ne s'agissait plus de l'opinion d'un chef de doctrine; mais bien de l'opinion de tous et j'avais l'espérance, comme je l'ai encore, qu'il se trouverait quelqu'un dans notre société, partisan assez convaincu de la doctrine de la non identité du chancre et de la blennorrhagie, pour venir la défendre ici, avec un talent supérieur au mien et une modération de langage que ma position d'intéressé me rend peut-être un peu plus difficile.

Cependant, après mûreréflexion, je n'ai pas cru devoir garder le silence, et si quelques scrupules avaient pu encore exister, certaines paroles de M. le Rapporteur auraient suffit pour les faire disparaître.

Je répondrai donc au rapport de M. Ménécier ; mais avant de l'aborder, je prierai mon jeune collègue de vouloir bien me permettre de lui donner un petit conseil, c'est celui, lorsqu'il voudra porter un jugement sur les doctrines d'un homme aussi haut placé dans la science que l'est M. Ricord, de bien se demander s'il a personnellement assez d'expérience sur la matière, s'il a un bagage scientifique assez grand, pour se croire autorisé à passer l'éponge comme il l'a fait sur les travaux d'un tel homme. — Ce qui m'autorise jusqu'à un certain point à tenir ce langage, c'est l'incroyable observation dont M. Ménécier a cru devoir orner son rapport et pour laquelle M. Pirondi a demandé les honneurs du Capitole ; si c'est avec ce mince bagage que mon confrère pense pouvoir entrer en campagne, je le plains, car il ne saurait le conduire bien loin.

C'est qu'en effet, Messieurs, à l'époque de rigorisme scientifique où nous sommes, à cette époque de précision presque mathématique, introduite, je ne dirai pas comme on disait autrefois dans l'art médical, mais dans la science médicale, c'est avec des observations marquées au coin de ces deux caractères qu'on est tenu à se présenter devant un corps savant, et non avec une observation, dont vous avez déjà, j'en suis sûr, remarqué l'extrême insuffisance.

Je vous demande pardon, Messieurs, et je vous prie de m'excuser, si mon langage vous paraît un peu sévère, mais je ne me crois pas tenu à l'égard de mon collègue à plus de ménagement qu'il n'en a eu lui-même envers un prince de la science.

Je trouve, en effet, que M. Ménécier a fait preuve d'une certaine irrévérence, en introduisant dans son rapport, et en voulant s'y appuyer, des observations que M. Ricord a jadis analysées, critiquées, d'une manière aussi scientifique, sans avoir l'air de se douter que cet examen, cette critique avait été déjà faite, en regardant enfin comme non avenue, comme si elle n'avait jamais existé, une argumentation sur laquelle M. le Rapporteur saute à pieds joints et sans façon.

Sans doute il a le droit de trouver mauvaises les excellentes raisons de M. Ricord; mais j'ai le droit aussi de dire que son observation n'est pas sérieuse, qu'elle n'est pas digne de la science, qu'elle est complètement nulle et cela parce qu'elle pêche par la base.

Il suffit, en effet, Messieurs, de vous rappeler combien il est quelquefois difficile à ceux qui le cherchent attentivement, de découvrir dans ce gouffre qu'on appelle vagin, ce chancre infectant qui passe si souvent inaperçu, alors même qu'il a son siége sur un point facile à examiner, pour que vous soyez de cet avis, qu'il est encore plus difficile de le trouver quand on ne le cherche pas. Or, Messieurs, M. Ménécier ne s'est pas donné la peine de le chercher, il s'est arrêté devant la pudeur allarmée d'une innocente jeune fille, grosse à pleine ceinture. Il a craint sans doute aussi de mériter, de la part de M. Pirondi, ce grave reproche de perdre le meilleur de son temps à chercher les traces d'une porte par où l'ennemi s'est glissé dans la place, et il s'est bien gardé pour éclairer sa religion et la nôtre de faire le moindre examen au spéculum. Eh bien ! il a eu tort, et pour ce motif vous m'accorderez j'espère que cette observation ne mérite pas qu'on s'en occupe davantage.

M. le Rapporteur, du reste, a si bien compris lui même son peu de valeur, le peu de valeur de son observation s'entend, et combien elle serait d'un faible secours à celle de notre nouveau collègue, que, sans se douter qu'il mettait a nu le fond de son sac et qu'il nous montrait combien il était au dépourvu de ces observations dont la science abonde, selon lui, il s'est vu dans la dure nécessité d'exhumer celles, si bien anéanties jadis, comme j'ai déjà eu l'honneur de vous le dire, par l'argumentation serrée de M. Ricord mon maître.— Vous avouerez, Messieurs, avec moi, quand vous connaîtrez certaine mésaventure survenue à M. le Rapporteur à propos de cette exhumation, qu'il est quelquefois dangereux d'aller fouiller dans le passé, et de faire aussi majestueusement fi de ce qui ne convient pas à votre manière de voir. Vous allez en juger.

M. Ménécier a parlé dans son rapport, et sans paraître y attacher quelque importance, des lettres de M. Ricord sur la syphilis ; mais les a-t-il lues bien attentivement ? Je suis autorisé à croire le contraire, car s'il en avait été ainsi, je veux bien supposer que l'argumentation de l'auteur n'ait pas été de force à le convaincre , mais je ne puis admettre que son intelligence ne lui ait pas fait découvrir dans cette argumentation, quelque chose, qui aurait dû l'empêcher de s'appuyer sur des observations qui, en s'évanouissant, devaient l'exposer à choir; or, en mettant en avant celles de M. le Professeur Martins , M. Ménécier est devenu la victime de cet accident, et a encouru cette mésaventure dont je vous parlais tout à l'heure. En effet, Messieurs, j'en suis bien fâché pour la cause que soutient mon collègue , mais il lui faut retrancher des moyens sur lesquels il compte pour la faire triompher, ceux qu'il a cru trouver dans ces observations, et me permettre, à moi, d'en user, en trouvant bonne pour ma cause, l'opinion d'un homme qu'il croit encore favorable à la sienne.

Ce que je dis vous étonne, peut-être, mon cher collègue ; mais vous n'en seriez pas là, si vous aviez lu attentivement les lettres en question, ou si, les ayant lues, vous les aviez mieux comprises, ou, si vous préférez, un peu moins oubliées. Voici quelques lignes de ces lettres qui vous feront bien comprendre où je veux en venir :

Après avoir parlé des observations que vous avez choisies pour appuyer vos idées, M. Ricord écrit ceci : « Je dois cependant ajouter que depuis la publica- « tion de la première édition de ces lettres , M. le « professeur Martins m'a dit et m'a autorisé à dire « qu'il avait reconnu qu'il s'était trompé et qu'il « partageait aujourd'hui ma manière de voir. »(1) Que dites-vous de cela, mon cher confrère ? quant à moi, je suis d'avis qu'il doit être pénible, quand on a cru, pouvoir compter sur un allié, de ne plus trouver en lui qu'un transfuge ; mais ici, vous n'êtes pas excusable, car ce transfuge était depuis longtemps dans notre camp lorsque vous le croyez toujours dans le vôtre, comme vous venez de le voir dans le passage que je viens de vous lire; voilà pour les observations de M. Martins, dites-moi après cela , Messieurs, si j'avais tort de vous parler d'une mésaventure survenue à notre collègue, au moment où il rêvait qu'il donnait le dernier coup à une doctrine, sur laquelle il s'est permis de dire que le glas funèbre avait sonné.

Voyons maintenant, Messieurs , puisque je suis condamné à revenir sur des faits déjà vieux dans la science, si M. Ménécier a été mieux inspiré en évoquant l'ombre des observations de M. Cazenave ?

je vous dirai tout de suite que je ne le pense pas, si, comme je le crois, M. le Rapporteur possède quelque respect pour la mémoire d'un homme qui fut le chef de filé du sien, car c'est son opinion que je veux opposer à la sienne.

Vous avez peut-être deviné que je veux parler de celle d'un auteur qui ne saurait être suspect à M. Pirondi, et, par conséquent, à son jeune émule, M. le docteur Ménécier, qu'il s'agit enfin de Vidal de Cassis.

Après avoir parlé dans ses *Lettres à un élève de province*, de la position de M. Cazenave, du vaste théâtre sur lequel il observe, et qui, par parenthèse, ne saurait être de beaucoup aussi grand que celui sur lequel observait M. Ricord, de son goût pour la statistique, de tous les moyens enfin, qui, selon ses adversaires, conduisent à la certitude, M. Vidal s'écrie : « Eh bien, M. Cazenave est parvenu à établir que le symptôme dont la virulence est rarement attestée par devant l'expérimentation serait tout juste le symptôme le plus virulent, le plus infectant par devant l'observation. »

Il semble, Messieurs, que lorsqu'on a reconnu, que, par tous les moyens qui, *selon vos adversaires*, conduisent à la certitude, quelqu'un est parvenu à établir l'existence d'un fait, il ne vous reste plus qu'à vous incliner devant ce fait ! Eh bien ! non, Messieurs, la force de la vérité est telle qu'elle oblige

M. Vidal, de Cassis, lui-même, d'ajouter à la page suivante, comme pour empêcher M. Cazenave et ses partisans de se féliciter trop tôt de cette chaude approbation, cette flagrante et écrasante contradiction : « cependant je n'oserai pas aller aussi loin que « M. Cazenave, qui, selon moi, met trop de syphilides sur le compte de la blennorrhagie. La « blennorrhagie, selon moi encore, est une affection « beaucoup plus contagieuse qu'infectante. » Seulement, M. Vidal ne nous dit pas pourquoi, dans certains cas, elle est beaucoup plus contagieuse qu'infectante. Si M. Pirondi, ou M. Ménécier, ou M. Isnard peuvent me le dire, sans être obligé d'admettre, dans ces derniers cas, l'existence d'un chancre dans le canal, ils me feront un sensible plaisir.

En attendant, et avant d'aller plus loin , voyons à quoi se réduisent les moyens sur lesquels comptait M. Ménécier pour avoir raison et donner raison devant vous à Messieurs Isnard et Pirondi. Nous ne parlerons plus de sa propre observation, vous avez pu l'apprécier vous même ; quant à celles de M. le professeur Martins, elles sont en faveur de la doctrine de l'hôpital du Midi , puisque leur auteur a passé à l'ennemi avec armes et bagages. Quant à celles de M. Cazenave , vous savez comment dans leur temps elles ont été anéanties par l'argumentation serrée de M. Ricord ; mais c'est surtout sur l'opinion de M. Vidal, de Cassis, que je compte, pour détruire chez mes adversaires la trop grande confiance qu'ils ont placée en elles ; il y a encore les observations de M. Baumés, de Lyon, invoquées aussi par M. le Rapporteur, et qui ne sont au nombre que de cinq; mais qu'il faut réduire à quatre par l'existence antérieure d'un chancre chez un des malades qui a fait le sujet d'une des observations; quant à celles là, si vous voulez savoir ce qu'elles valent, lisez les lettres sur la syphilis qui ont fourni à l'érudition en défaut de M. le Rapporteur, les trois noms qui ont servi de cadre à son observation et à celle de M. Isnard! N'est-ce pas, en effet, de toute justice, que ce soit dans ces lettres même où M. Ménécier a puisé ses auteurs, qu'on trouve à côté de leurs observations la preuve de leur nullité.

Le terrain ainsi déblayé, il ne reste plus que l'observation toute neuve de M. le docteur Isnard, qui a été le prétexte du rapport que nous discutons en ce moment, et celle exhumée aussi de la thèse de M. Collin, où elle reposait tranquille et solitaire sous l'égide d'un patronage que ce sommeil a fini par agacer. Eh bien ! Messieurs, ne trouvez-vous pas avec moi, qu'il faut être moins que modeste pour, avec de pareils faits, avoir la prétention de faire revenir en arrière la masse imposante des médecins qui ont adopté la doctrine de la non identité du chancre et de la blennorrhagie, malgré tous les efforts tentés dans le temps pour les amener à leur manière de voir, par les quelques autorités que vous avez entendu nommer par M. le Rapporteur. Si encore ces observations avaient le mérite d'être bien faites ! si celle de M. Isnard, car c'est surtout de celle là que je veux m'occuper, excluait, je ne dirai pas toutes ; mais au moins une de ces nombreuses objections qui ont été faites et refaites tant de fois, dans de semblables circonstances; mais non, elle n'en exclut aucune, bien loin de là, elle présente le flanc à toutes, comme vous pourrez en juger vous-même ; et si par la forme elle semble offrir un peu plus de garantie à la science que celle de M. Ménécier, par le fond elle n'en diffère en rien et ne saurait supporter la critique la moins sévère; elle n'est discutable et je ne la discuterai qu'à cause de la bonne foi avec laquelle elle paraît avoir été recueillie, à une époque où nommé depuis peu chirurgien de 3me classe de la marine, à ce que l'on m'a dit, notre confrère se trouvait ainsi au début de sa carrière et n'avait pas encore l'expérience voulue pour imprimer à son observation, le cachet de rigorisme qu'on ait en droit d'attendre de celles, que leur auteur destine au renversement d'une doctrine (2); je la discuterai encore pour n'être pas le dernier à fêter la bienvenue de notre nouveau collègue.

En vous disant, un peu plus haut, qu'il ne restait que l'observation toute neuve de M. Isnard, j'ai voulu dire toute neuve pour nous, pour moi, du moins, etnon pour son auteur; car elle date du 25 avril 1850, il y a 16 ans de cela, et il est vraiment regrettable, pour notre confrère et pour nous, que, dans ce laps de temps, il n'ait pas eu le bonheur de rencontrer un seul cas semblable à celui dont il s'agit, car, sans nul doute, Messieurs, il nous aurait servi un plat un peu plus frais. Serait-ce par hasard la seule blennorrhagie qu'il ait eu à traiter dans sa vie ? n'en aurait-il vu aucune autre ? cependant sa qualité de chirurgien de la marine l'a certainement conduit dans toutes ou presque toutes les parties du monde, où il y a incontestablement des gens qui coulent, qui ont coulé ou qui couleront, comme disait Lisfranc ? les hôpitaux de la marine, qui regorgent ordinairement de ces sortes de malades, en sont donc restés vides tout exprès pour ne pas obliger M. Isnard à se poser cette simple question : « Comment se fait-il que « parmi tous ces malades que j'ai vu couler depuis « le jour où j'ai mis le pied pour la première fois « dans un hôpital jusqu'à celui où je vais le mettre « dans la société de médecine de Marseille, je n'ai « pas vu un second cas semblable à celui de mon « enseigne de vaisseau; il y a donc des blennorrha- « gies qui donnent lieu à la syphilis constitution- « nelle et d'autres qui n'y donnent pas lieu ? quelles « sont donc celles qui y donnent lieu ? en d'autres « termes, qu'elle peut donc en être la cause ? »

Si mon honorable confrère s'était posé cette simple question, il serait indubitablement resté le partisan des idées, je ne dirai pas de M. Ricord, mais du monde médical tout entier, à l'exception, toutefois, de son parrain à notre société et du rapporteur de son observation. Mais tous ces raisonnements ne pouvant suffire à vous démontrer combien notre confrère s'est trompé en croyant pouvoir tirer des conséquences légitimes d'un travail qui ne repose sur aucune base scientifique, je vous demande la permission de vous en faire la preuve, en discutant sérieusement devant vous cette fameuse observation.

Ce que je note d'abord, c'est que, si la *douleur et l'inflammation* ont été légères, *l'écoulement a été très alondant*, *c'est la disparition presque complète de l'écoulement* après un mois de traitement, et enfin une récrudescence de l'inflammation donnant lieu en quelques jours à une ulcération *nouvelle*, ce qui semblerait indiquer, que, contrairement à ce que nous a dit M. le Docteur Isnard, il y en avait eu précédemment une autre ; mais passons sur ce léger détail ; cette ulcération *nouvelle* détruit en quelques jours le frein ; elle n'a, selon M. Isnard, aucun caractère du chancre, parce qu'il n'a pas pu le réinoculer, parce qu'il n'a constaté aucune induration ; mais ces deux caractères, Messieurs, si j'avais besoin pour ma cause que l'ulcération ait été chancreuse, ne prouveraient absolument rien contre elle ; car, d'une part, ce ne serait pas la première fois qu'on n'aurait pas réussi à réinoculer un chancre, et d'autre part, l'induration, si elle avait existé, aurait été fort difficile, si ce n'est impossible à constater, à cause du *gonflement considérable* du prépuce et du gland signalé par l'auteur, gonflement ou empâtement dans lequel se perd ordinairement l'induration spécifique, aussi, tout en accordant à M. Isnard que cette ulcération n'était pas chancreuse, je fais cependant mes réserves, car il ne m'a pas été prouvé qu'elle ne le fût pas. Puis, ne connaissant pas d'ulcération simple pouvant, par sa marche envahissante, détruire en quelques jours le frein, ne pouvant admettre que c'ait été là le résultat d'une gangrène partielle, puisque notre confrère ne nous a parlé d'aucune escharre, d'aucun travail d'élimination, je suis en droit de croire, même dans ce dernier cas, que mon confrère s'est trompé, car personne n'ignore que par excès d'inflammation, excès d'inflamation qui a existé chez le sujet de l'observation, un chancre peut passer à l'état gangréneux, puis à celui de plaie simple et arriver enfin à cette prompte cicatrisation dont a parlé M. Isnard ; mais, je le répète, j'ai assez d'autres arguments à faire valoir, pour ne pas insister outre mesure sur le premier qui se présente, et je n'ai pas de peine à accorder à mon confrère que cette ulcération *nouvelle* n'était pas un chancre infectant.

Cette concession faite, je noterai, et je vous prie de vouloir bien noter avec moi, que ce n'est qu'à la vue de la nouvelle ulcération du frein, qui donnait des craintes au malade, c'est-à-dire, 5 à 6 semaines après le début de la blennorrhagie que mon honorable confrère s'empresse d'inoculer.

Et voilà M. Isnard, qui était alors le partisan déclaré des idées de M. Ricord, *fort d'avoir appuyé son diagnostic sur toutes les certitudes que la science semblait lui fournir, croit sa sécurité désormais inébranlable et l'a fait aisément passer dans l'esprit de son client.*

Eh bien ! Monsieur notre confrère avait tort, s'il avait mieux compris les idées dont il était alors le partisan déclaré, si, depuis seize ans, il avait appris à les mieux connaître, s'il connaissait même celles des dissidents de M. Ricord, il saurait aujourd'hui qu'il ne pouvait pas être fort d'avoir appuyé son diagnostic sur toutes ces *certitudes*, si même il s'était un peu plus empressé d'y avoir recours, c'est-à-dire s'il avait inoculé dès le début de la blennorrhagie et non à cinq ou six semaines de distance, il saurait ce que vous savez tous, que l'inoculation expérimentale ne donne de certitude que lorsqu'elle est positive, que, par conséquent, celle qu'il a pratiquée ne pouvait l'autoriser tout au plus qu'à émettre une probabilité ; il saurait qu'on ne doit pas lui demander plus qu'elle ne peut donner, c'est M. Ricord lui-même qui le dit.

Le célèbre syphilographe, en effet, n'a jamais écrit qu'il n'y avait de blennorrhagie virulente que celle qui fournissait du pus inoculable, il a dit que ce caractère était pathognomonique quand on l'obtenait; mais que s'il faisait défaut cela ne voulait pas dire que le chancre larvé n'existât pas.

M. Ricord, par ses inoculations expérimentales, a voulu prouver et a prouvé une chose, c'est qu'un chancre quel qu'il soit pouvait avoir son siége dans le canal, et du moment que cela a été prouvé, ce chancre, auquel le nom qu'il lui a donné de larvé, c'est-à-dire masqué, ne fait rien préjuger de sa nature, reste le pivot obligé de la non identité du chancre et de la blennorrhagie; car si la réinoculation du chancre induré sur le sujet qui le porte est chose très difficile, impossible même, on ne peut en dire autant si l'on prend pour sujet de son expérimentation un individu vierge de syphilis. Ici la proposition de M. Ricord reste entière, elle conserve toute sa valeur sémiologique; car, dirai-je à mes adversaires, si vous voulez avoir un diagnostic absolu, si vous voulez porter dans la discussion un argument sérieux, que ne vous adressez-vous à ce moyen d'expérimentation. Qui vous arrête? est-ce la morale? Mais vous nous avez prouvé, quand il s'est agi de démontrer que les accidents secondaires étaient inoculables, que ce n'était pas là un obstacle pour vous. Agissez de même dans cette circonstance, et si vous ne trouvez personne qui veuille se prêter à vos expérimentations, suivez l'exemple de Ricord et de Melchior-Robert, inoculez-vous vous-même.

Mais pour revenir à l'inoculation, pratiquée avec *tant d'empressement* par M. le Docteur Isnard, je dirai à cet honorable confrère qu'en supposant même qu'il ait inoculé dès les premiers jours le pus de l'écoulement urétral, non pas avec tout le soin possible qu'il y a mis ; mais avec toutes les précautions qu'il n'a pas prises et qu'exige une inoculation expérimentale, c'est-à-dire, qu'en présence de l'écoulement *considérable* que j'ai noté avec intention dans cette observation, écoulement dans les flots duquel risquaient fort de se noyer les quelques atomes de pus fourni par le chancre larvé, il eût d'abord exprimé la sécrétion urétrale comme le conseille M. Ricord, pour arriver à obtenir le produit le plus immédiat des surfaces ulcérées, cela même ne pouvait autoriser M. Isnard à en déduire aucune certitude ; car vous le savez, et tout le monde là-dessus est d'accord, dans le chancre induré la sécrétion est quelquefois presque nulle, et le plus ordinairement, quand il est situé dans le canal, insuffisante pour tacher le linge du malade ; puis, vous le savez encore, et je vous l'ai fait remarquer tout à l'heure, ce chancre est le moins inoculable de tous les chancres, surtout sur le sujet qui le porte, à ce point que, sur 49 inoculations tentées par M. Poisson dans le service de M. Ricord, il n'y en a eu qu'une seule qui ait donné un résultat positif, comme il n'y en a eu qu'une seule aussi qui ait produit ce même résultat ; sur 99 inocu-

lations tentées par M. Fournier, nombre contenant
13 chancres à la période d'augment (celle qui a
fourni l'inoculation positive), et 35 à la période d'état;
et on voudrait alors qu'en expérimentant avec du
pus pris sur un chancre visible à l'œil nu , à une
époque assez rapprochée du début du chancre, on ne
réussit qu'une fois sur 49, et une autrefois sur 99 ;
sans compter grand nombre d'expériences analogues
à celles là; on voudrait, dis-je, réussir dans une seule
expérimentation,à six semaines de distance du début,
avec un pus contenant dans sa masse un atome d'un
autre pus exceptionnellement inoculable même à une
époque assez rapprochée de l'invasion; n'en contenant
peut-être plus un seul atome au moment où on ino-
cule, on voudrait nous donner ce résultat prévu ,
comme un jugement définitif, sans appel !

Non, Messieurs, cela est impossible, et il faut vé-
ritablement ne tenir aucun compte de l'état actuel
de la science, se refuser à admettre ce qu'elle nous
enseigne, pour venir nous apporter aussi triomphalement que l'a fait M. Pirondi, une observation qui,
dans l'intérêt scientifique de M. le docteur Isnard,
aurait mieux fait de ne jamais sortir des archives de
notre confrère.

Et maintenant, je l'espère, M. Ménécier pourra
répondre à sa propre question, question qu'il s'est un
peu naïvement imaginé devoir être embarrassante
pour moi et ainsi formulée : « Que devient le chancre

» larvé à côté de l'insuccès de l'inoculation de M. Is-
» nard? » Si mon collègue, après tout ce qu'il vient
d'entendre, n'était pas en mesure d'y répondre, je
lui dirai moi-même ce qu'il devient; il devient ce
que deviennent tous les chancres, il passe là comme
ailleurs de la période de progrès à la période d'état,
de la période d'état à celle de transition, de celle de
transition à celle de réparation, pour arriver enfin
à la cicatrisation, toutes périodes auxquelles le chancre n'est pas réinoculable, ou au moins exceptionnellement, sur le sujet qui le porte, comme le prouve ce
tableau qu'a fait M. Poisson de ses expérimentations
à l'hôpital du Midi et que je vous demande la permission de vous lire.

INOCULATIONS DE CHANCRES INDURÉS.

	Nombre	Inoculations positives.	Inoculations négatives.
Chancres à la période de progrès......	4	0	4
— — d'état	20	1 (*)	19
— — de transition .	11	0	11
— — de réparation.	17	0	17

(*) Inoculé au neuvième jour.

Des résultats semblables ont été obtenus par tous ceux qui se sont livrés à ce genre d'expérimentation : par M. Fournier, dans le service de son maître, comme j'ai déjà eu l'honneur de vous le dire, et dont voici le tableau des expérimentations :

INOCULATIONS DES CHANCRES INDURÉS SUR DES SUJETS SYPHILITIQUES.

	Nombre	Résultat positif.	Résultat négatif.
Chancres indurés à la période d'augment.	13	1	12
— — d'état........	55	0	55
— — de transition .	16	0	16
— — de réparation.	9	0	9
— à forme gangréneuse	6	0	6

Il en a été de même dans les expériences faites par M. Nadau dans le service de M. Puche, par MM. Laroyenne et Rollet à Lyon, etc., etc., toutes prouvent que ce n'est pas nous qui avons besoin d'invoquer des hypothèses pour expliquer un cas exceptionnel ; mais bien les partisans d'une doctrine aux abois. Nous avons pour nous les milliers de blennorrhagie où les choses se passent toujours de la même manière, c'est-à-dire, sans manifestation d'accidents secondaires ; nous avons pour nous, la preuve matérielle que le chancre peut exister dans le canal; nous avons la preuve expérimentale, que ce chancre ne peut que très rarement se révéler par sa réinoculation au malade lui-même, et parce que nous voyons un seul cas se produire dans la carrière médicale d'un de nos confrères, cas dans lequel celui-ci n'a pas su ou n'a pas pu trouver une autre porte d'entrée qu'une blennorrhagie simple, il nous faudrait accepter comme réalité ce qui n'en est que l'apparence ; mais alors il faudrait renverser toutes les lois de la grammaire, donner à l'exception, qui n'est que la confirmation de la règle générale , toute la force de celle-ci ! Que l'on n'oublie pas que dans un cas pareil, c'est à celui qui en a été témoin, à se présenter devant un tribunal comme le vôtre, avec les mains pleines de preuves matérielles et éclatantes, car ce n'est pas à nous, étranger à une pareille observation, à donner la preuve qu'il y avait un chancre larvé, c'est, au contraire , à son auteur de nous prouver, par des raisons indiscutables, qu'il n'y en avait pas. Aussi, ai-je bien le droit de trouver plaisant que M. le Rapporteur dise que nous sommes réduits à invoquer une hypothèse pour expliquer ce cas exceptionnel, lorsque c'est lui et ses adhérents qui sont obligés, au contraire, d'y avoir recours sans qu'ils puissent trouver quelque chose qui satisfasse, je ne dirai pas la science, mais le simple bon sens.

Je n'en ai pas fini, Messieurs, avec cette observation, je vous en demande bien pardon ; mais il faut que M. Isnard, que le parrain de M. Isnard, que le Rapporteur de l'observation de M. Isnard, que cette trinité médicale enfin ne puisse m'accuser de laisser dans l'ombre le plus petit coin de ce tableau(3).

Je parlerai donc encore de plusieurs signes parmi lesquels, les uns ont été inutilement notés par M. Isnard, et les autres, les plus importants, laissés complètement dans l'oubli. Parmi les premiers, je trouve ce signe négatif : *l'absence de toute induration le long du canal* ; mais ce caractère ne saurait avoir une valeur certaine; ni pour, par sa présence; ni contre, par son absence, car dans le premier cas, si l'on se contentait de ce symptôme isolé pour asseoir son diagnostic, on pourrait être exposé à faire suivre un traitement mercuriel de six mois à de pauvres diables, qui n'auraient tout simplement qu'un petit abcès dans le canal, comme j'en ai tant vu. Je sais bien que ce n'est pas là ce qui arrêterait les partisans de la doctrine de l'identité du chancre et de la blennorrhagie, car, au contraire, pour être conséquents avec leur manière de voir, ces Messieurs devraient dans tous les cas de blennorrhagie, faire suivre à leur malade le traitement exigé par le chancre infectant ! osent-ils agir ainsi ? Permettez moi, Messieurs, d'en douter ; mais si mon doute devenait une certitude, n'aurai-je pas le droit de dire, qu'ils sont bien moins convaincus qu'ils veulent en avoir l'air ? dans le second cas, comme ce n'est pas toujours avec l'induration caractéristique que se montre le chancre infectant ; mais qu'il arrive quelquefois que l'on a affaire à la variété superficielle, à celle dans laquelle l'ulcération ne fait que se doubler d'une mince lamelle élastique, au chancre parcheminé enfin, il n'y a rien d'étonnant à ce que M. Isnard ait pu constater l'absence d'une induration qui pouvait ne pas exister.

Vous croyez peut-être que nous en avons fini avec les objections à faire au travail de M. Isnard? Hélas! non, et le reproche que j'ai à lui adresser sera peut-être le plus grave de tous , car il est certain que si notre confrère avait pris ses précautions pour ne pas le mériter, nous ne serions pas réunis aujourd'hui pour discuter observation pareille.

Je reproche donc à mon honorable collègue , d'avoir négligé de porter son attention sur l'état des ganglions inguinaux, je dis que c'est là une faute capitale, car avec le retentissement que nous savons se faire sur le système glandelaire, toutes les fois qu'il existe un chancre infectant dans le voisinage, il était d'une excessive importance, de constater d'abord, et de nous dire ensuite, si ceux de son malade étaient ou n'étaient pas engorgés, car de l'état de ces ganglions devait sortir un élément de diagnostic que M. Isnard ne peut plus invoquer aujourd'hui en faveur de son observation ; il ne peut plus, en effet, me prouver qu'il n'y avait pas là cette pleiade

— 54 —

ganglionnaire, ces satellites du chancre induré, pour
me servir de la pittoresque expression de M. Ricord,
dont l'existence, pour peu que M. Isnard ait été au
courant des idées dont il était alors, a-t-il dit, le
partisan déclaré, n'aurait pas manqué de lui révéler
la présence d'un chancre dans le canal ou dans le
voisinage, et eût ainsi donné satisfaction à un esprit
imbu des doctrines de mon maître. Cette raison seule
suffit pour que nous soyons convaincus, Messieurs,
que M. Isnard n'a pas pensé à interroger des ganglions sur lesquels leur peu de gonflement et leur
indolence n'appellent pas ordinairement l'attention du
malade; mais que le chirurgien expérimenté, ne
manque jamais d'interroger pour assurer son diagnostic. Et maintenant, Messieurs, pensez-vous que
M. Isnard n'avait plus rien à faire ? ou , s'imagine
t-il, lui aussi, que c'eût été perdre le meilleur de son
temps que de rechercher s'il n'existait pas ou s'il
n'avait pas existé quelqu'autre porte d'entrée? s'il est
de ceux qui pensent là-dessus comme M. Pirondi, il
a grandement tort, car. lorsqu'on sait tous les siéges
que peut occuper le chancre , on n'est pas aussi
prompt à mettre sur le compte d'une simple blennorrhagie, une syphilis constitutionnelle qui, si le
chancre larvé n'existait pas pour l'expliquer, trouverait son explication dans le siége insolite qu'il a été
donné à bien des syphilographes d'observer, que j'ai
observé depuis longtemps moi-même dans le service

de M. Ricord, mon maître, et que j'ai signalé dans ma thèse, où j'ai écrit que le chancre avait eu son siége :

3 fois à la joue,
1 fois dans l'oreille,
1 fois sur le gros orteil,
Plusieurs fois à la lèvre,
Plusieurs fois à la langue,
1 fois au sinciput,

Mon ami, le docteur Mac-Carthy, ancien interne de M. Ricord, signalait aussi dans sa thèse inaugurale pour expliquer les cas où l'on croyait avoir affaire à des syphilides d'emblée, plusieurs de ceux où le chancre avait eu un siége insolite, et parmi ces cas, au nombre de 13 sur 123 observations, j'en trouve 6 qui sont là tout exprès, dirait-on ; pour donner raison à la théorie du chancre larvé.

Je laisse la parole à M. le docteur Mac-Carthy :

« Le dépouillement, de ces 123 observations
« explique facilement par le siége souvent inat-
« tendu du chancre, les cas sur lesquels on s'appuie
« chaque jour pour soutenir la théorie des syphilides
« d'emblée, (je pourrai remplacer ces derniers mots
par ceux, de l'identité du chancre et de la blennorrhagie.)

« Six fois, en effet, le chancre siégeait *dans l'urè-*
« *tre* où l'inoculation le fit reconnaître trois fois, et

« d'où il fut, pour ainsi dire, vomi dans les trois autres
« cas, apparaissant au méat après avoir donné les
« signes rationnels d'une urétrite chancreuse.

« 4 fois le chancre siégeait à l'*anus*,
« 1 fois à la narine,
« 1 fois au menton,
« 1 fois à la lèvre.

Ces siéges insolites, Messieurs, que depuis cette
époque j'ai bien souvent observés encore, et qui passent si souvent inaperçus du malade et du médecin,
n'ont pas été inventés pour les besoins d'une cause.
Ils existent, comme vous le voyez, dans la science;
vous en trouvez encore des exemples nombreux
dans les notes de M. Fournier, aux savantes leçons
sur le chancre de M. Ricord; ainsi sur 824 malades,
observés dans une seule année, il a pu noter en fait
de chancre induré seulement, car je n'ai pas à m'occuper des autres,
que 17 fois il était intra-urétral et à des distan-
ces où il ne pouvait être aperçu par
l'écartement des lèvres du méat. Le
diagnostic avait été fait soit par l'inoculation, quand l'époque où elle était
faite permettait un résultat positif,
soit par le toucher, soit par la lym-
phangite, etc., etc

Il a pu noter :

Que	7 fois le chancre avait pour siége le	scrotum.
—	6 — — —	l'anus.
—	12 — — —	les lèvres.
—	3 — — —	la langue.
—	1 — — —	le nez.
—	4 — — —	le sillon pé- no - scrotal.
—	1 — — —	la pituitaire
—	1 — — —	la paupière.
—	1 — — —	le doigt.
—	1 — — —	la jambe.

J'ai donc bien le droit d'invoquer ces exemples, non pas comme une hypothèse, mais comme une probabilité, dans les cas exceptionnels où la porte d'entrée nous échappe, surtout quand je sais que le malade n'a pas été l'objet de votre part d'une investigation *générale* des plus minutieuses, et c'est avec raison que je puis dire avec Fernel : *Omnes partes adeundæ, à quibus initium habere potest.*

Et maintenant, Messieurs, si je résume en quelques lignes les objections que j'ai faites au travail de M. Isnard, si je vous rappelle qu'il résulte de l'observation des médecins en général, de celle de M. Ricord en particulier, observation faite sur une immense échelle, car c'est par dizaine de mille qu'il faut compter les blennorrhagies qu'il a eu à traiter dans sa vie, si je vous rappelle, dis-je, qu'il résulte de là, que c'est très exceptionnellement que la blennorrhagie paraît être l'accident auquel semble se rapporter le développement d'une syphilis constitutionnelle, si je vous prie de ne pas oublier que dans l'observation qui nous occupe, le doute est légitimement permis, quant à la nature de cette *nouvelle ulcération* détruisant en quelques jours le frein et dont on ne constate pas l'induration parce qu'on ne pouvait la reconnaître à cause du *gonflement considérable* du prépuce, signalé par l'auteur; si je vous rappelle d'autre part: 1° la grande quantité de pus blennorrhagique rendant presque problématique la rencontre du pus chancreux par la pointe de l'instrument chargé de le déposer sur une partie quelconque du corps; 2° le manque complet de précaution de la part de M. Isnard pour éviter cet écueil; 3° la grande difficulté que l'on éprouve à inoculer sur le malade lui-même du pus pris sur un chancre visible à l'œil nu, difficulté qui suit une véritable progression arithmétique à mesure que l'on passe d'une période du chancre à une période plus avancée; si je vous remets en mémoire la certitude où l'on doit être qu'à l'époque où M. Isnard a tenté son inoculation, c'est-à-dire cinq à six semaines après le début de la blennorrhagie, le chancre larvé devait être à une période où il n'est jamais inoculable, et que, pour cette cause, il ne pouvait pas d'avantage inoculer l'ulcération dite nou-

velle, à laquelle M. Isnard a emprunté le pus qui a
servi à ses expérimentations; si je vous rappelle aussi
le peu d'importance que je vous ai prouvé devoir
ressortir de l'absence de toute induration le long du
canal, puisque cette induration pouvait légalement ne
pas exister; si je vous prie de noter, au contraire,
la grande importance qu'il y avait à constater
l'état des ganglions inguinaux, importance complètement méconnue par l'auteur de cette observation, et enfin, l'utilité qu'il y aurait eu à s'enqué-
rir, par un minutieux examen, des autres portes
d'entrées, naturelles ou non, vous avouerez que je
suis autorisé à demander, que reste-t-il de cette fameuse observation portant la date de 1850 ; et conservé jusqu'à ce jour dans les archives de notre confrère ? vous reconnaîtrez que je suis en droit de répondre : il en reste, ce qu'il reste de celle de M. Ménécier, ce qu'il reste de son rapport, ce qu'il resterait
de l'observation de M. Collin, si je me donnais la
peine de faire pour elle ce que j'ai fait pour celle de
notre nouveau titulaire, rien, absolument rien !

Heureusement pour son auteur, que ses autres
travaux, qui jurent de se trouver en pareille compa-
gnie, sont plus que suffisants pour lui ouvrir les portes d'une société où chacun de ses confrères se trouve
heureux de voir en lui, un collègue dont le mérite
scientifique avait marqué depuis longtemps la place
parmi nous.

Et maintenant, Messieurs, laissez moi vous dire que c'est bien contraint et forcé que j'ai pris la parole dans ce débat, je prie ceux à qui elle n'est pas sympathique, de bien se persuader que je ne vais au-devant d'aucune discussion, portant dans ses flancs des éléments de discorde ; mais qu'il m'a été difficile, si non impossible, d'éviter celles où j'ai eu le malheur de leur déplaire.

Aujourd'hui, Messieurs, j'ai fait mon possible pour parler sur un ton qui ne heurte pas vos oreilles, mais, si par malheur je n'avais pas réussi, vous me le pardonnerez facilement, j'espère, en raison de mes convictions scientifiques, et de la franchise avec laquelle je les expose devant vous.

Marseille, le 24 mars 1866.

J. NITARD-RICORD,

D. M. P.

NOTES

NOTE. 1. — A la lecture de ces lignes, le premier mouvement de M. Pirondi, ne fut pas celui dont M. Talleyrand disait qu'il fallait se défier ; ce fut un mouvement tout contraire ; donc il ne s'en défia pas.

Il écrivit bravement à M. le Professeur Martins, pour savoir, si ce qu'il eut été probablement incapable de faire, un autre ne l'aurait pas fait. Il écrivit sans doute aussi pour savoir, si le Professeur de Montpellier ayant pu se tromper, avait réellement eu l'honnêteté de le reconnaître, et si l'ayant reconnu il avait eu le courage d'autoriser M. Ricord à l'écrire dans ses lettres.

Ces exemples sont si rares, en effet; il y a si peu d'hommes capables comme M. Ricord, de dire qu'ils se sont trompés, quand ils ont reconnus une erreur, qu'aux yeux de M. Pirondi un second fait pareil à celui de l'illustre syphilographe, devait être une impossibilité, il n'y avait pour lui de possible en ceci, qu'un acte de mauvaise foi.

M. Ricord n'avait pas dû être autorisé a avancer un pareil fait, il avait dû l'inventer pour les besoins de sa cause, il a donc fallu que M. Pirondi s'en assura par une véritable enquête, et cette enquête, il s'est publiquement flatté de l'avoir faite, en nous donnant les détails les plus précis sur elle.

C'est le 24 mars, dit-il, qu'il a écrit à M. le Professeur Martins, c'est le 26 que celui-ci a dû recevoir sa lettre. Chose bonne à noter.

En agissant ainsi, M. Pirondi ne s'appercevait pas qu'il fesait une action peu convenable ; car d'une part, il soupçonnait l'honnêteté de M. Martins, en doutant qu'il put reconnaître une erreur, d'une autre part, il mettait en suspicion la bonne foi de M. Ricord.

Quoiqu'il en soit, M. Martins qui avait gardé pendant 11

ans un silence confirmatif, qui n'avait protesté d'aucune espèce de manière contre une publication si répandue et si précise, crut devoir envoyer à M. Pirondi, une lettre contenant un demi désavœu ; il raconte dans cette lettre comment entre deux tasses de café, il a été amené à causer avec M. Ricord de ses observations, etc.; bref, il donne un triste spectacle, celui d'une mémoire défaillante.

J'ai parlé de demi-désavœu, et ce n'est pas sans raison ; car sur les quelques observations qu'il avait publiées, M. Martins confesse qu'il y en a vraiment une qu'il faut décidément biffer ; le malade qui en a fait le sujet, avait eu l'indélicatesse de lui laisser croire pendant un an au moins, qu'il n'avait jamais eu la plus petite ulcération ; et un beau jour, comme s'il voulait lui prouver combien sont trompeuses et peu scientifiques les observations bâties sur le dire des malades, son client vient lui avouer qu'il l'avait trompé, qu'il n'avait pas eu qu'une simple blennhorragie, mais bien un beau chancre infectant. C'était vraiment bien la peine de donner un démenti à l'illustre chirurgien du Midi.

A la lettre que M. Pirondi nous a triomphalement lue dans la séance du 14 avril, j'ai opposé celle confirmative et si digne de M. Ricord, où le cri d'une conscience honnête s'est traduit par ces simples paroles : « *on peut* « *discuter mes doctrines; mais je ne permets à personne* « *de douter de ma bonne foi.* »

Que l'on juge maintenant la conduite de chacun, et que l'on n'oublie pas que pendant 11 ans, M. Martins a reconnu par un éloquent silence. que ce qu'avait avancé M. Ricord n'était que l'expression de la vérité pure.

Il est vrai que M. Pirondi, a cru pouvoir expliquer ce silence, par ce fait singulier, que le savant botaniste, découragé, sans doute par cet essai malheureux en syphilographie, s'était réfugié dans la science des fleurs et qu'il n'avait probablement pas lu un ouvrage, qui, il est vrai, a si peu de rapport avec la botanique.

Cette excuse me paraît plus ingénieuse que spécieuse ! je l'admettrai cependant, mais il reste un autre silence à expliquer; c'est celui qui a été gardé dans la soirée du 28 ou du 29 mars, alors que M. Martins ayant dans sa poche depuis le 26, la lettre enquérante de M. Pirondi , se retrouvait avec M. Ricord, en face de deux nouvelles tasses de café, chez un célèbre amphytrion..

Quelle admirable occasion pour le savant Professeur, de reprendre la conversation au point où on l'avait laissée, il y a environ 11 ans, et de faire à son confrère le tout petit reproche, fut-il même amical, d'avoir mis dans sa bouche une telle hérésie.

L'occasion était bonne ; mais le café était peut-être meilleur !

C'est une manière à moi d'expliquer un silence, devant lequel, est resté close la bouche de mon collègue, le docteur Sirus Pirondi.

NOTE 2 —Les mots *de chirurgien de troisième classe de la marine* avaient été mal interprettés : mais , bien moins par M. Isnard lui-même, qui, au sortir de la séance était venu me serrer la main, que par quelques autres de mes estimables collègues, ayant appartenus eux aussi à ce corps si distingué des chirurgiens de la marine.

Une explication franche et loyale fut loyalement et franchement acceptée.

J'avais dès lors tout lieu de croire, surtout après l'offre que j'avais faite à M. Isnard, de lui laisser mon manuscrit pour y faire telle coupure qu'il jugerait convenable, que ce confrère ne reviendrait pas sur des paroles dont il connaissait la véritable signification, et qui ne devaient pas du reste se trouver dans la copie du discours que je devais remettre à M. le Secrétaire général.

Aussi mon étonnement a-t-il été grand quand j'ai entendu M. Isnard revenir sur ces mots ; *de jeune chirurgien de la marine*, et leur donner un sens qu'il savait pertinemment ne pas leur appartenir ; et contre lequel je proteste avec force, avec indignation.

C'est pour cela que je maintiens ici les expressions incriminées, afin que mes confrères jugent, si surtout après mes loyales explications, il y avait quelque courtoisie de la part de M. Isnard à essayer de me mettre, comme il a voulu le faire, au banc d'une institution, qui a fourni tant d'hommes distingués à la science, et rendu, sur tous les points du globe tant de services à l'humanité.

Note 3. — Ces mots de *trinité médicale*, mal compris par plusieurs de mes collègues avaient soulevés quelques légers murmures ; mais si quelqu'un devait les traduire par le mot si injuste et si impropre de *coalition*, était-ce bien celui à qui je m'étais donné la peine d'expliquer ma pensée ?

Or, M. Isnard, oubliant cette peine, et connaissant assez le français pour ne pouvoir trouver dans ces mots de trinité médicale, qui ne veulent pas dire autre chose, que *la réunion de trois personnes constituant par la communion d'idées qui les lient, une unité scientifique*, a trouvé plus commode, pour me faire dire ce qu'on a cru voir dans ma pensée, de me faire prononcer le mot de *coalition.*, c'est-à-dire, ligue, entente, etc. Or ! ce mot n'est jamais sorti de ma bouche, et je prie M. Isnard de croire, que j'ai assez le courage de mon opinion pour ne pas m'être gêné de m'en servir, s'il m'avait été prouvé qu'il fut celui de la situation.

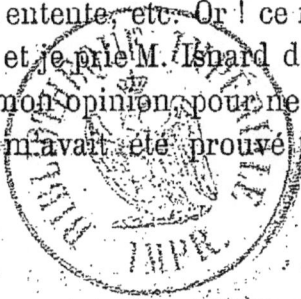

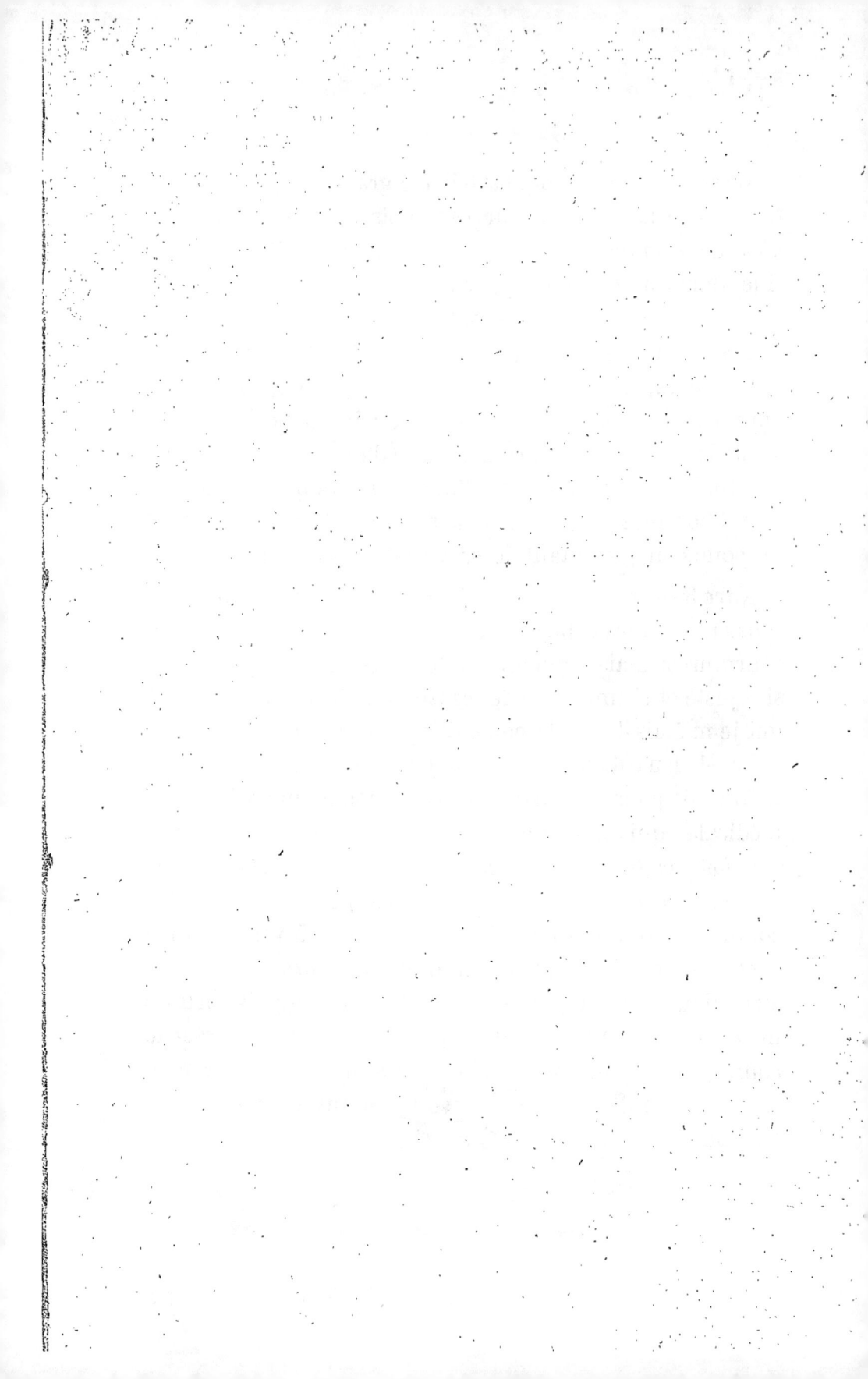

www.ingramcontent.com/pod-product-compliance
Lightning Source LLC
Chambersburg PA
CBHW070833210326
41520CB00011B/2238